I0480363

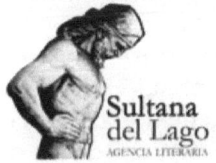

Sultana
del Lago
AGENCIA LITERARIA

DAGOBERTO E. BERMÚDEZ

Foniatra de reconocida trayectoria profesional y uno de los pioneros en Venezuela de esta área del saber humano. Nacido en el Zulia en 1941, es médico cirujano (LUZ, 1965), foniatra, investigador y profesor universitario. Realizó estudios de postgrado en foniatría en varios centros especializados, como: el Instituto Venezolano de la Audición y el Lenguaje (IVAL), en el servicio de otorrinolaringología del Hospital Universitario de Caracas, en AVEPANE, en el Hospital Oncológico de Caracas, bajo la dirección del Dr. Oscar Ferrer Roo, en el Centro Médico de Investigaciones Foniátricas y Audiológicas de Buenos Aires (Argentina), en la Universidad El Salvador, en la Universidad del Museo Social Argentino, en el Hospital Escuela San Martín y en el Instituto Oral Modelo (Argentina), bajo la dirección de los foniatras doctores Bernaldo D'Quiroz y Renato Segré, así como del otorrinolaringólogo doctor Juan Carlos Arauz. Fue profesor de la Universidad del Zulia impartiendo las cátedras de Anatomía Humana, Fonética, Educación Diferenciada, fundador de la mención de Educación Especial en la Facultad de Humanidades y Educación de LUZ y profesor ad-honorem en la Facultad de Medicina en Pediatría, Otorrinolaringología, Fisiatría y Enfermería. Propuso la asignatura y su programa de Patología de la Comunicación Humana, la cual fue aprobada por la Facultad de Medicina de la Universidad del Zulia e incluida en su pensum de estudios de pregrado. Ejerció como médico foniatra desde 1970. Iniciador de la sección de foniatría del Departamento de Rehabilitación del Hospital Universitario de Maracaibo, miembro del equipo multidisciplinario de la Escuela para Niños Sordos del Ministerio de Educación y fundador-director de la Escuela de Niños Sordos dependiente de la Secretaría de Educación del Estado Zulia. Fue fundador de varios institutos para la educación de niños con retardo mental, como el Instituto Monseñor Olegario Villalobos y AZUPANE y en institutos para la recuperación psicopedagógica de niños con dificultades específicas en el aprendizaje, como el Instituto Experimental del Aprendizaje, del cual fue fundador-director durante15 años. Fue miembro de la Asociación de Escritores del Zulia, director del Centro Médico de Investigaciones de la Audición, la Voz y el Lenguaje en Maracaibo y fundador-presidente de ASOCUMANA, creada para el estudio, la investigación y la corrección de los trastornos de la comunicación humana. Ha asistido a eventos científicos y a centros médicos especializados, como investigador de la patología de la comunicación humana, en Argentina, México, Panamá, Colombia, Cuba, España, Italia, Francia y Estados Unidos de Norteamérica. En su obra El lenguaje oral y escrito. Sus trastornos o problemas (segunda edición revisada y corregida), expone sus experiencias personales acumuladas a través de sus largos años de trabajo y en especial, nuevas metodologías en los tratamientos de algunos de los trastornos del lenguaje oral.

EL NIÑO QUE NO HABLA

"El no hablar significa vivir aislado"

DAGOBERTO E. BERMÚDEZ
Médico – Foniatra

Herederos de Dagoberto Bermúdez
Sultana del Lago Editores

Maracaibo, 2020.
SEGUNDA EDICIÓN

HECHO EL DEPÓSITO DE LEY

ISBN: 9798676041151

Diagramación y maquetación:
Sultana del Lago Editores

www.sultanadellago.com
+584246723597

Salvo por lo dispuesto en los artículos 43 y 44 de la Ley sobre el Derecho de Autor, queda prohibida la reproducción o comunicación, total o parcial de este libro, siendo que cualquier individuo u organización que incurriere en la conducta impropia señalada, podría ser perseguido penalmente conforme a lo establecido por los artículos del 119 al 124 *eiusdem*, constitutivos éstos del Título VII de la aludida ley y sin perjuicio de las responsabilidades civiles a las que pudiera haber lugar.

FONIATRÍA

Es la rama de la medicina de rehabilitación, que se ocupa del estudio de los trastornos de la comunicación humana, es decir, de los problemas de la audición, la voz y el lenguaje oral y escrito.

EL LEGUAJE ES ADQUIRIDO

La importancia de la aparición del lenguaje se debe al rol que juega el mismo en la vida de los humanos, ya que es por medio de él como nosotros nos comunicamos entre sí, haciendo posible la divulgación de los conocimientos, las ideas, las experiencias, etc.

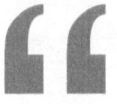 EL NO HABLAR SIGNIFICA VIVIR AISLADO NOPODER INTEGRARSE A LA SOCIEDAD.

El lenguaje constituye uno delos valores más importantes del ser humano y el que junto con otros, nos diferencia de los animales (normal rendimiento intelectual, etc.).

El lenguaje no es innato, no nace con nosotros sino que lo adquirimos, lo aprendemos del contacto con nuestros semejantes y es privativo del hombre:

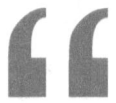 *LOS ANIMALES NO POSEEN LENGUAJE SINO UNA FORMA DE COMUNICACIÓN QUE ES INNATA, ES DECIR, TODO LO RELACIONADO CON LA SUPERVIVENCIA, LA ALIMENTACIÓN Y LA SEXUALIDAD, QUEREMOS DESTACAR QUE EN LA COMUNICACIÓN QUE MANTIENEN LOS ANIMALES NO INTERVIENEN EL INTELECTO SINO EL DESEO, LA NECESIDAD DE SUPERVIVENCIA DE LA ESPECIE.*

Cuando asiste a consulta un niño con trastorno del lenguaje oral y/o escrito, debe preguntársele a la madre el motivo de la consulta y se le realiza una historia clínica: motivo de la consulta, como fue el embarazo de la madre, el parto, como fueron las etapas madurativa neuromuscular del niño y antecedentes personales, todo lo cual nos orienta hacia la causa que originó el trastorno del lenguaje.

a) <u>Embarazo</u>: tiempo del embarazo o si presentó amenaza de aborto, seguros de preclampsia o eclampsia, placenta previa o inmadurez de la misma.

b) <u>Parto</u>: si fue natural o por cesaría, peso del niño, si este presentó signos de cianosis o fue normal.

c) <u>Etapas madurativas neuromusculares</u>: a que edad levantó la cabeza, se sentó solo, se paró solo, caminó, primeras palabras.

d) <u>Antecedentes personales del niño</u>: si presentó alguna enfermedad grave, como la neumonía por ejemplo. Si se comunica por señas y gestos, no por medio del habla, si comprende el lenguaje oral.

Todo esto, nos debe orientar hacia la causa que ocasionó el retardo del lenguaje oral o habla.

Posteriormente, el foniatra le realiza un pequeño examen del lenguaje oral, para tener una idea del problema del pequeño y después es examinado por el resto del equipo multidisciplinario nuestro: examen psicológico, neurológico físico, lenguaje oral y/o escrito, audiológico, luego discutimos el caso y concluimos en un diagnóstico definitivo e indicamos la terapia rehabilitoria del lenguaje oral y/o escrito, el cual es realizado por nuestra terapista del lenguaje o la psicopedagoga, a la cual se le ha indicado el tratamiento a seguir.

El foniatra realiza un control del caso, cada 3 o 4 semanas, para incluir nuevo tratamiento.

La foniatría es la rama de la medicina de rehabilitación, que se ocupa de los trastornos de la comunicación humana.

El foniatra es el médico cuya formación es en audición, voz y lenguaje oral-escrito, y para ello, debe realizar un postgrado que incluya clases teóricas y prácticas en otorrinolaringología, psicología y neurología clínica. Es él quien dirige el equipo diagnóstico, indica el tratamiento tanto en los defectos del lenguaje oral y el escrito, y además, realizar un control de cada caso, cada tres o cuatro semanas. El terapista del lenguaje o el psicopedagogo, no debe estar sin la presencia del foniatra.

CONCEPTO DE LENGUAJE

De acuerdo con mí maestro Dr. Julio Bernardo de Quiroz, foniatra argentino, se puede definir el lenguaje como:

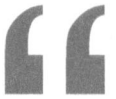 *UN FENÓMENO CULTURAL Y SOCIAL QUE, PERMITE A TRAVÉS DE SIGNOS Y SÍMBOLOS ADQUIRIDOS, LA COMUNICACIÓN CON NOSOTROS MISMOS Y CON LOS DEMÁS, QUE SE HALLA INSTALADO SOBRE UN DESARROLLO SUFICIENTE DE LAS FUNCIONES NEUROLÓGICAS Y PSÍQUICAS DEL INDIVIDUO.*

El lenguaje, se originó por la necesidad social de comunicarnos entre sí y está constituido por símbolos y signos que nos permiten expresar ideas, dialogar con nosotros mismos y comunicarnos a distancia.

CONDICIONES PARA ADQUIRIR EL LENGUAJE

Para poder adquirir el lenguaje es necesario que exista; buena estimulación ambiental, normal audición, buen desarrollo del sistema nervioso central, buen desarrollo intelectual y normal desarrollo emocional; de estar alterada algunas de estas condiciones, el niño NO PODRÁ ADQUIRIR SU LENGUAJE DE FORMA ESPONTÁNEA, solo podrá hacerlo, si es tratado por el equipo de especialista de Patología de la Comunicación.

Ilustraremos un poco, en detalle, las condiciones para poder adquirir el lenguaje.

A. BUENA ESTIMULACIÓN AMBIENTAL:

El niño aprende a hablar porque oye a las personas que lo rodean; el grado de desarrollo del lenguaje del pequeño, depende en su mayor parte del desarrollo cultural.

Aquellos niños que viven en sitios donde el grado de cultura es avanzado, logran desarrollar un lenguaje bien estructurado, pues por influencia de la misma civilización llegan al pensamiento verbal y en base a este tipo de pensamiento, alcanzan abstracciones superiores. Por el contrario los niños que viven donde el grado de cultura es más bajo, presentan un tipo de pensamiento más concreto, menos verbal, que les impide llegar a abstracciones superiores, teniendo por lo tanto un lenguaje menos organizado.

B. BUENA AUDICIÓN:

Ya que es a través de la audición que, nosotros incorporamos el lenguaje:

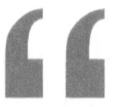 *EL NIÑO AL OIR LO QUE HABLAN LAS PERSONAS QUE LO RODEAN, TRATA DE IMITAR Y EN ESTA FORMA, VA ORGANIZANDO SU LENGUAJE. EL*

LENGUAJE SE ADQUIERE POR IMITACIÓN A TRAVÉS DE LA AUDICIÓN. EL SORDO NO HABLA PORQUE NO OYE.

Sin embargo, la terapia del lenguaje puede lograr que el sordo hable. La comunicación por medio de señas y gestos no se debe permitir.

C. Buen desarrollo del sistema nervioso central:

La instalación del lenguaje solamente es posible cuando la evolución del sistema nervioso central ha adquirido determinados niveles de madurez.

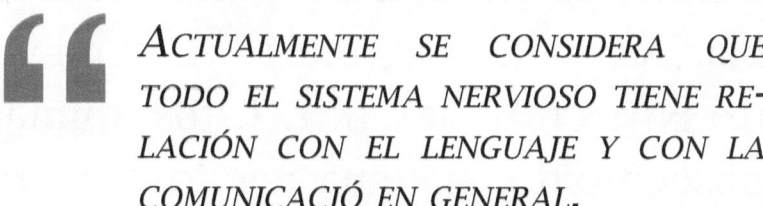

ACTUALMENTE SE CONSIDERA QUE TODO EL SISTEMA NERVIOSO TIENE RELACIÓN CON EL LENGUAJE Y CON LA COMUNICACIÓ EN GENERAL.

El lenguaje no obedece a centros específicos como se creía antiguamente, sino que hace intervenir diversos órganos y mecanismos del sistema nervioso central, existiendo áreas, eso sí, que tienen mayor jerarquía que otras, entre éstas áreas se puede mencionar: el área Wernicke, situada en el lóbulo temporal del cerebro, que interviene en la compresión del lenguaje y el área de Broca, en el lóbulo frontal del cerebro, que interviene en la expresión del lenguaje, ambas en el hemisferio dominante.

D. Normal desarrollo intelectual:

Los monos, son los animales que alcanzan el mayor grado de desarrollo intelectual y aun teniendo la mayoría de los elementos necesarios para poder hablar, no hablan porque no poseen el desarrollo intelectual suficiente. Estos animales poseen oído, sistema nervioso central, órganos fonoarticuladores pero... Su inteligencia es muy escasa, razón por la cual no adquieren el lenguaje, ellos tienen una comunicación que es innata y no puede llamarse lenguaje.

E. Buen equilibrio emocional:

La salud emocional básica para la adquisición del lenguaje. Los niños con trastornos psíquicos presentan dificultad para iniciar y ADQUIRIR el lenguaje.

Para que un niño pueda realizar su DERECHO AL LENGUAJE, los adultos que viven con él, deben ser cuidadosos de NO INTERFERIR SU ARMONÍA EMOCIONAL, ES DECIR QUE AL NIÑO SE LE DEBE AYUDAR EN SU TRABAJO PREPARATORIO DE PRE-LENGUAJE, SIENDO MUY IMPORTANTE EL CLIMA DE EQUILIBRIO EMOCIONAL DEL HOGAR.

ETAPAS DEL LENGUAJE

A las primeras manifestaciones orales que el niño tiene hasta los nueve meses de edad, es a lo que nosotros llamamos ETAPA PRE-LINGÜÍSTICA O DE BALBUCEO, ES EL PERÍODO DEL JUEGO VOCALICO EN QUE EL NIÑO ALIMENTA SU "OIDO", LO QUE LE PRODUCE AGRADO, PLACER Y LO LLEVA A REPETIR SU JUEGO.

A PARTIR DE LOS NUEVE MESES, el niño empieza a comprender el lenguaje hablado.

ALREDEDOR DELOS DOCE MESES, empieza hablar, por lo general se inicia su lenguaje con las palabras: MAMÁ y PAPÁ, a las cuales les da significado.

SOBRE LOS 18 MESES, ya tiene un promedio de 15 palabras, en su mayoría se refieren al cuerpo y al medio ambiente que lo rodea.

CERCA DE LOS 24 MESES, el pequeño posee un promedio de 300 palabras y además va perdiendo su jerga (habla infantil) que inició cuando empezó a hablar.

ALREDEDOR DE LOS 3 AÑOS, el niño tiene un promedio de 1.000 palabras, usa frases, responde a preguntas simples, empieza a separarse del medio ambiente, adquiriendo consciencia del "YO", inicia la interiorización del lenguaje, realizando monólogos (soliloquios) aun en compañía de otros niños.

A LOS 4 AÑOS, posee un vocabulario de unas 1.500 palabras.

A LOS 5 AÑOS, extiende su vocabulario hasta 2.500 palabras, las cuales emplea con un poco o ningún defecto de pronunciación.

A LOS 6 AÑOS, ha desarrollado su lenguaje interior, hecho que le permite adquirir la lectura, la escritura y la aritmética. Es decir hacer notar nuevamente, QUE LA EVOLUCIÓN DELLENGUAJE DEPENDE EN GRAN PARTE DEL AMBIENTE: la cultura del hogar influye en mayor o menor grado en el desarrollo del lenguaje. La atención de niños en institutos de educación pre-escolar estimula el desarrollo del lenguaje.

TIPOS DE LENGUAJE

El lenguaje es uno solo, pero para su estudio, se puede sub-dividir en tres tipos:

A. Lenguaje oral, exterior o habla:

Está formado por sonidos llamados FONEMAS y es el que nos permite expresar nuestro pensamiento. El niño empieza a hablar al año de edad.

B. Lenguaje inferior:

Es el que no permite dialogar con nosotros mismos, sin utilizar palabras; no es más que, la interiorización del lenguaje hablado. Se empieza instalar a los tres años de edad mental y se desarrolla hasta los seis años.

Los monólogos (soliloquios) que el niño realiza a los tres años de edad, indica que está iniciando su lenguaje interior.

C. Lenguaje escrito:

Una vez que el lenguaje interior se encuentre bien establecido, a los seis años de edad, el niño se encuentra en posibilidad de iniciar la lectura y la escritura.

CAUSAS DEL RETARDO DEL LENGUAJE

Nuestro principal medio de comunicación, EL LENGUAJE, puede verse interferido por innumerables causas, entre ellas destacaremos las siguientes: sordera, retardo mental, trastorno del sistema nervioso central, autismo infantil, el síndrome propioceptivo vestibular, retardo simple del lenguaje y la hipoestimulación ambiental.

A continuación detallaremos a grandes rasgos cada una de las causas que retardan el lenguaje.

SORDERA:

Los humanos hablamos porque OIMOS. EL NIÑO QUE NO OYE NO LOGRA DESARROLLAR SU LENGUAJE.

Cuando la pérdida de audición es parcial, el niño logrará hablar pero en forma defectuosa.

Para que un niño sordo o hipoacúsico, logre su lenguaje es necesario aplicar técnicas de rehabilitación del lenguaje.

RETARDO MENTAL:

El niño de baja inteligencia tiene problemas para adquirir el lenguaje, pudiendo tener dificultades en cualquiera de los tipos del lenguaje: lenguaje oral, interior o en la lecto-escritura.

En algunos casos de retardo mental profundo, el niño puede no llegar a hablar.

CAUSA CENTRAL:

La integridad del sistema nervioso central es una delas condiciones que se necesita para adquirir el lenguaje: un trastorno cerebral, bien sea en el hemisferio dominante o en el no dominante, sin alteración del entendimiento intelectual, puede provocar retardo en la aparición del lenguaje, causa que muchas veces es posible detectar con los medios de laboratorio que disponemos actualmente.

Estos niños pueden o no tener dificultad para comprender el lenguaje hablado y necesitan de tratamientos rehabilitatorios para desarrollar su lenguaje.

Autismo infantil:

La característica principal de estos niños es que, se encierran en sí mismos, se desconectan del medio que los rodea y viven su mundo interior, sin tener la necesidad de comunicarse con los demás.

El autismo infantil, descrito por Leo Kanper en 1934, de Baltimore, lo asoció con la esquizofrenia; es el joven que aprendió a hablar, pero al cabo de 7-8-10 años, dejó de hacerlo, se encierra en sí mismo, no se comunica con los demás, se separa de ellos y empieza con manifestaciones psiquiátricas. Un año después fue descrito en Viena por Asperger que lo describió como lo hizo Leo Kanner como un psicopatía autista que necesita tratamiento psiquiátrico y es de muy mal pronóstico. Se puede confundir con el retardo mental y el retardo del lenguaje de causa central, que al mejorar su habla, desaparece la manifestación autista accidental.

Síndrome propioceptivo vestibular:

Su principal características es la HIPORESPUES VESTIBULAR. Excepcionalmente aparece puro, generalmente acompaña a la disfunción cerebral pero puede, por sí solo retardar el lenguaje aunque en forma poco severa.

Se caracteriza por retardo en la aparición del habla, buena comprensión, retardo motor, arreflexia vestibular que se evidencia por medio de pruebas vestibulares. Requiere de terapia foniátrica.

Retardo simple del lenguaje:

El niño habla tarde a pesar de ser normal, esto se debe al retardo en la maduración neuromuscular.

Puede evolucionar espontáneamente pero la desorganización del lenguaje persiste, pudiendo aparecer más tarde otros síndromes lingüísticos como la tartamudez, problemas en el aprendizaje de la lecto-escritura, etc. La inscripción en un instituto de educación preescolar, los favorece, pues aprende a hablar de los...

Hipoestimulación ambiental:

El medio ambiente que rodea al niño, desde su nacimiento lo puede ayudar a evolucionar en su lenguaje o por el contrario puede transformarlo en un NIÑO CON PROBLEMAS DEL LENGUAJE. La adquisición del lenguaje es la respuesta del jovencito a su entorno familiar y social traducida en su buena organización y buena calidad de lenguaje.

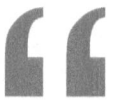 *ES MUY IMPORTANTE QUE LAS PERSONAS QUE RODEAN EL MOMENTO DE LA APARICIÓN DEL LENGUAJE DEL NIÑO, ESTEN DISPUESTAS A SER LOS MEJORES COLABORADORESPARA QUE ESE PROCESO (EL DE ADQUISICIÓN DEL LENGUAJE) PUEDA DAR LOS FRUTOS POSITIVOS. AL PEQUEÑO DEBE RODEARSELE DE AMOR, DE PALABRAS BIEN DICHAS Y SENCILLAS, DE LENGUAJE PARA QUE EL PUEDA ALIMENTAR SU AUDICIÓN.*

No se lo debe imitar si su lenguaje es poco estructurado, al contrario, se le debe corregir para que aprenda a hablar correctamente.

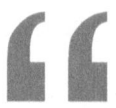 DEBIDO A QUEEXISTEN VARIOSCUADROS INFANTILES QUE SE MANIFIESTAN PRINCIPALMENTE POR AUSENCIA O RETARDO DEL LENGUAJE, ES NECESARIO LA REALIZACIÓN DE EXÁMENES DIAGNÓSTICOS A TODOS AQUELLOS NIÑOS QUE PRESENTAN RETARDO ENLA APARICIÓN DEL MISMO.

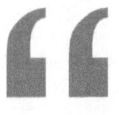 HAY QUE ERRADICAR EL CONCEPTO, MUY GENERALIZADO, DE QUE: "VAMOS A ESPERAR QUE EL NIÑO TENGA TRES AÑOS PARA CONOCER LA CAUA DEL MISMO", TAMBIÉN EL DE: "EL NIÑO QUE NO HABLA ES SORDO O ES RETARDADO MENTAL".

EL TRATAMIENTO REHABILITATORIO DEL LENGUAJE ES MÁS EFECTIVO CUANTO MÁS TEMPRANO SE REA-LIZA; la burla de los compañeros de clases, de sus familiares y de muchos que lo oyen hablar, puede ocasionar que el niño frustre, se acompleje, es decir ocasionarles problemas emocionales y de conducta, incluso, no asisten a fiestas, para que no lo oigan hablar.

Este libro se terminó de diseñar y se exportó para su publicación en AMAZON, el día 26 de julio de 2020, en el Taller Editorial del poeta Luis Perozo Cervantes, ubicado en la ciudad de Maracaibo, en el estado federal del Zulia, al norte de Suramérica, en el continente descubierto por Cristobal Colón, dentro del Planeta Tierra; el mismo día pero del año 1969 en que se funda al Corporación de Desarollo de la Región Zuliana (CORPOZULIA).

www.sultanadellago.com